SERVICE DENTAIRE GRATUIT

DES ÉCOLES PRIMAIRES COMMUNALES D'ENGHIEN-LES-BAINS

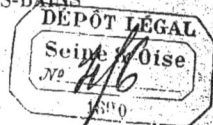

TABLEAUX

DES OPÉRATIONS PRATIQUÉES ET SOINS DONNÉS

DANS LES ÉCOLES COMMUNALES D'ENGHIEN

Par M. PRIVAT

Conseiller municipal d'Enghien
Officier d'Académie

ANNÉE SCOLAIRE 1889-90

PONTOISE

IMPRIMERIE AMÉDÉE PARIS

LUCIEN PARIS, Successeur

1890

SERVICE DENTAIRE GRATUIT

DES ÉCOLES PRIMAIRES COMMUNALES D'ENGHIEN-LES-BAINS

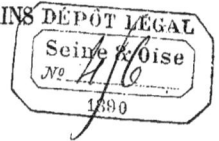

wwwwwwwwww

TABLEAUX

DES OPÉRATIONS PRATIQUÉES ET SOINS DONNÉS

DANS LES ÉCOLES COMMUNALES D'ENGIEN

Par M. PRIVAT

Conseiller municipal d'Enghien
Officier d'Académie

ANNÉE SCOLAIRE 1889-90

PONTOISE

IMPRIMERIE AMÉDÉE PARIS
LUCIEN PARIS, Successeur

—

1890

TABLEAUX

DES

OPÉRATIONS PRATIQUÉES ET SOINS DONNÉS DANS LES ÉCOLES COMMUNALES D'ENGHIEN

PENDANT L'ANNÉE SCOLAIRE 1889-90

~~~

ÉCOLE DES GARÇONS

NOMS	PRÉNOMS	ÉTAT DE LA BOUCHE CONSTATÉ AU MOMENT DES INSPECTIONS GÉNÉRALES ET SEMESTRIELLES	NOMBRE ET NATURE des opérations pratiquées et soins donnés pendant l'année scolaire 1889-90 Visites mensuelles	OBSERVATIONS
AMELOT	Eugène	Rien.		
BABIGEON	Louis	Deux dents à extraire.	Deux extractions faites.	
BARÉ	Victor	Trois dents à extraire.	Deux extractions faites.	
BERTAULT	Émile	Rien.		
BERTHIEUX	Georges	Une dent à extraire.	Une extraction faite.	
BILLAUT	Ernest	Rien.		
BOULVA	Édouard	Une dent à extraire.	Une extraction faite.	
BOURGEOIS	Louis	Une dent à extraire.	Une extraction faite.	
BOURGEOIS	Marcel	Une dent à extraire.	Une extraction faite.	
BOURGEOIS	Paul	Une dent à extraire.	Une extraction faite.	
BRAQUEHAIS	Georges	Rien.		
BROUX	Robert	Deux dents à extraire.	Deux extractions faites.	
BRUSLÉ	André	Rien.		
CAMUS	Louis	Deux dents à extraire.	Deux extractions faites.	
CARÉ	Julien	Deux dents à extraire.	Deux extractions faites.	
CHARTIER	Paul	Une dent à extraire.	Une extraction faite.	

NOMS	PRÉNOMS	ÉTAT DE LA BOUCHE CONSTATÉ AU MOMENT DES INSPECTIONS GÉNÉRALES ET SEMESTRIELLES	NOMBRE ET NATURE des opérations pratiquées et soins donnés pendant l'année scolaire 1889-90 Visites mensuelles	OBSERVATIONS
CHATEIGNIER	ALEXIS	Une dent à extraire.	Une extraction faite.	
CHATEIGNIER	AMBROISE	Une dent à extraire.	Une extraction faite.	
COLESSOLE	GASTON	Rien.		
COLLETTA	LÉON	Deux dents à extraire.	Deux extractions faites.	
COMARD	LOUIS	Rien.		
CONTENET	LÉON	Deux dents à extraire.	Deux extractions faites.	
COURTAT	HENRI	Rien.		
COURTOIS	CHARLES	Rien.		A surveiller.
DAGRON	FERNAND	Une dent à extraire.	Une extraction faite.	
DARRAS	JULES	Une dent à extraire.		A surveiller.
DECONNINCH	LOUIS	Une dent à extraire.	Une extraction faite.	
DARNIL		Rien.		
DUHAMEL		Rien.		A surveiller.
DEHAULON	MAURICE	Une dent à extraire.	Une extraction faite.	
DUFLO	HIPPOLYTE	Rien.		
DENIS	ABEL	Deux dents à extraire.	Deux extractions faites.	
DESSENNE	AUGUSTE	Une dent à extraire.	Une extraction faite.	
DUMONTIER	RENÉ	Rien.		
DUMOULIN	ZÉPHIR	Deux dents à extraire.	Deux extractions faites.	
DUPLAA	FERNAND	Rien.		
DUPUIT	CLÉMENT	Une dent à extraire.	Une extraction faite.	
ÉTIENNE	ALBERT	Rien.		
ÉTIENNE	LOUIS	Rien.		
FANO	RENÉ	Une dent à extraire.	Une extraction faite.	
FAUDON	ÉMILE	Rien.		
FAYNOT	AUGUSTE	Une dent à extraire.		A surveiller.

NOMS	PRÉNOMS	ÉTAT DE LA BOUCHE CONSTATÉ AU MOMENT DES INSPECTIONS GÉNÉRALES ET SEMESTRIELLES	NOMBRE ET NATURE des opérations pratiquées et soins donnés pendant l'année scolaire 1889-90 Visites mensuelles	OBSERVATIONS
FERRAND	Henri	Rien.		
GARNIER	Albert	Une dent à extraire.	Une extraction faite.	
GATELET	Ernest	Rien.		
GAUDEZ	Paul	Une dent à extraire.	Une extraction faite.	A surveiller.
GERSON	Lévy	Rien.		
GENDRON	Alfred	Rien.		
GENÈVE	Charles	Une dent à extraire.	Une extraction faite.	
GEOFFROY	Marcel	Rien.		
GILLES	Aimé	Deux dents à extraire.	Deux extractions faites.	
GOULLIEUX	Abel	Rien.		
GRAVIER	René	Deux dents à extraire.	Deux extractions faites.	
HÉNIN	Léon	Rien.		
HÉNIN	Marcel	Rien.		
LARUELLE	Robert	Deux dents à extraire.	Deux extractions faites.	
LACOSTE	Paul	Rien.		
LEVERDEZ	Louis	Rien.		
LOUGATTE	Paul	Une dent à extraire.	Une extraction faite.	A surveiller.
LUPART	Henri	Rien.		
MAILLY	Charles	Une dent à extraire.	Une extraction faite.	
MARGOLOT	Nicolas	Rien.		
MARTEL	Ferdinand	Deux dents à extraire.	Deux extractions faites.	
MARTINALI	André	Rien.		
MAROT	Paul	Une dent à extraire.	Une extraction faite.	
MARY	Lucien	Rien.		
MEINEN	Alfred	Une dent à extraire.	Une extraction faite.	
MICHAUX	Georges	Une dent à extraire.	Une extraction faite.	

NOMS	PRÉNOMS	ÉTAT DE LA BOUCHE CONSTATÉ AU MOMENT DES INSPECTIONS GÉNÉRALES ET SEMESTRIELLES	NOMBRE ET NATURE des opérations pratiquées et soins donnés pendant l'année scolaire 1889-90 Visites mensuelles	OBSERVATIONS
MONGEAUD	Gustave	Rien.		
MONNOT	Louis	Deux dents à extraire.	Deux extractions faites.	
MOTRET	Alphonse	Rien.		
NIZARD	Gabriel	Rien.		
NUWENDAM	Henri	Rien.		
NUWENDAM	Georges	Rien.		
NAUS	Georges	Rien.		
PAILLÉ	Alexandre	Rien.		
PAILLÉ	Alexis	Rien.		
PARISOT	Arthur	Rien.		
PARISOT	Paul	Rien.		
PORLIER	Gaston	Deux dents à extraire	Deux extractions faites.	
PLASSIN	Henri	Rien.		
PETIT	Paul	Une dent à extraire.	Une extraction faite.	
PLAIVE	Ludovic	Rien.		
PICHON	Georges	Rien.		
PICHON	Lucien	Une dent à extraire.	Une extraction faite.	
PILLON	Charles	Rien.		
PLANCHAIS	Joseph	Rien.		
POTIN	Albert	Rien.		
REUTER	Edgard	Une dent à extraire.	Une extraction faite.	
RISS	Louis	Rien.		
RIVIÈRE	Félix	Rien.		
ROBERT	Eugène	Rien.		
ROCHA	Stéphane	Une dent à extraire.	Une extraction faite.	
ROUILLON	Gaston	Une dent à extraire.	Une extraction faite.	

NOMS	PRÉNOMS	ÉTAT DE LA BOUCHE CONSTATÉ AU MOMENT DES INSPECTIONS GÉNÉRALES ET SEMESTRIELLES	NOMBRE ET NATURE des opérations pratiquées et soins donnés pendant l'année scolaire 1889-90 Visites mensuelles	OBSERVATIONS
ROUSSEL	Eugène	Rien.		
ROUGELIN		Rien.		
SARAZIN	Frédéric	Rien.		
SARTORIO	Paul	Deux dents à extraire.	Deux extractions faites.	
SAULNIER	Henri	Rien.		
SEIGNEUR	Raymond	Rien.		
THOMAS	Henri	Une dent à extraire.	Une extraction faite.	
TORRY	Pierre	Rien.		
TOURNIER	Paul	Une dent à extraire.	Une extraction faite.	
TOURNIER	Raoul	Deux dents à extraire.	Deux extractions faites.	
TOUTAIN	Lucien	Une dent à extraire.	Une extraction faite.	
TOUTAIN	Maurice	Rien.		
TOUTAIN	René			A surveiller.
VAN NEER	Florentin	Rien.		
VILLARD	Henri	Trois dents à extraire.	Trois extractions faites.	
VINCK	Gaston	Rien.		
VINCK	Narcisse	Rien.		

ÉCOLE DES FILLES

NOMS	PRÉNOMS	ÉTAT DE LA BOUCHE CONSTATÉ AU MOMENT DES INSPECTIONS GÉNÉRALES ET SEMESTRIELLES	NOMBRE ET NATURE des opérations pratiquées et soins donnés pendant l'année scolaire 1889-90 Visites mensuelles	OBSERVATIONS
ANTHAUME	Jeanne	Rien.		A surveiller.
AUBERT	Suzanne	Une dent à extraire.	Une extraction faite.	
ARNAL	Marthe	Rien.		
BARRÉ	Cécile	Rien.		
BARRÉ	Marie	Une dent à extraire.	Une extraction faite.	
BARRY	Louise	Deux racines à extraire.	Deux extractions faites.	
BESNIER	Léonie	Rien.		
BESNIER	Juliette	Une dent à extraire.	Une extraction faite.	
BESNIER	Clémence	Une dent à extraire.	Une extraction faite.	
BETHGNIES	Albertine	Rien.		
BOCQUET		Une dent à extraire.	Une extraction faite.	
CAMUS	Berthe	Rien.		
CLÉMENT	Esther	Rien.		
CLÉMENT	Célina	Une dent à extraire.	Une extraction faite.	
CLÉMENT	Louise	Rien.		
COURBE	Marie	Rien.		
CLOSSE	Jeanne	Une dent à extraire.	Une extraction faite.	
COLSONN		Rien.		
COURTOIS	Marie	Rien.		

NOMS	PRÉNOMS	ÉTAT DE LA BOUCHE CONSTATÉ AU MOMENT DES INSPECTIONS GÉNÉRALES ET SEMESTRIELLES	NOMBRE ET NATURE des opérations pratiquées et soins donnés pendant l'année scolaire 1889-90 Visites mensuelles	OBSERVATIONS
DEKINDER	Lucie	Une dent à extraire.		
DEKINDER	Constance	Une dent à extraire.	Une extraction faite.	
DENIZON	Ernestine	Rien.		
DESSENNE	Madeleine	Rien.		
DOBELAÈRE	Mathilde	Rien.		
DOBELAÈRE	Eugénie	Une dent à extraire.	Une extraction faite.	
DUBOIS	Georgette	Une dent à extraire.	Une extraction faite.	A surveiller.
DUFOUR	Eugénie	Rien.		
DUMONTIERS	Georgette	Rien.		
DUMOULIN	Adrienne	Deux dents à extraire.	Deux extractions faites.	
DUPUIS	Eugénie	Deux dents à extraire.	Deux extractions faites.	
DUPUIS	Désirée	Une dent à extraire.	Une extraction faite.	
DUTEIL	Léontine	Rien.		
DUTRONCHET	Marguerite	Rien.		
DUVAL	Gabrielle	Rien.		
FAUDON	Gabrielle	Une dent à extraire.	Une extraction faite.	
FRONT	Eugénie	Rien.		
GAUDEZ	Jeanne	Rien.		
GAUDEZ	Juliette	Une dent à extraire.	Une extraction faite.	
GENÈVE	Emilie	Une dent à extraire.	Une extraction faite.	
GILLES	Blanche	Rien.		
GRAVES	Marie	Rien.		
GUYOT	Lucie	Deux dents à extraire.	Deux extractions faites.	
LAGRANGE	Lucie	Une dent à extraire.	Une extraction faite.	
LAUPIN	Adeline	Rien.		
LEDOUX	Juliette	Une dent à extraire.	Une extraction faite.	

NOMS	PRÉNOMS	ÉTAT DE LA BOUCHE CONSTATÉ AU MOMENT DES INSPECTIONS GÉNÉRALES ET SEMESTRIELLES	NOMBRE ET NATURE des opérations pratiquées et soins donnés pendant l'année scolaire 1889-90 Visites mensuelles	OBSERVATIONS
LÉPINE	CLAIRE	Rien.		
LANGLOIS	MADELEINE	Rien.		
MAINGUET	HENRIETTE	Une dent à extraire.	Une extraction faite.	
MALINGRE	MATHILDE	Une dent à extraire.	Une extraction faite.	
MARIA	ANGÈLE	Une dent à extraire.	Une extraction faite.	
MARCHAL		Rien.		
MARTINET	MARIE	Rien.		
MERMET	ALICE	Rien.		
MERMET	LOUISA	Rien.		
MEUNIER	BLANCHE	Rien.		
MICK	HÉLÈNE	Une dent à extraire.	Une extraction faite.	
MONGEAUD	MARIE	Rien.		
PARISOT	AUGUSTINE	Rien.		
PATAUD	THÉRÈSE	Deux dents à extraire.	Deux extractions faites.	
PAWICK	ANTOINETTE	Rien.		
PERTET	AUGUSTA	Une dent à extraire.	Une extraction faite.	
PIQUET	CHARLOTTE	Deux dents à extraire.	Deux extractions faites.	
PLASSIN	BLANCHE	Rien.		
PLASSIN	SUZANNE	Rien.		
PONNET	MARIE	Une dent à extraire.	Une extraction faite.	
PONNET	PAULINE			
PILOT	LOUISE	Rien.		
RAOUX	ALINE	Rien.		
RAMBEAUX	MATHILDE	Rien.		
RICHARD	EMILIE			
SAULNIER	MADELEINE	Deux dents à extraire.	Deux extractions faites.	

NOMS	PRÉNOMS	ÉTAT DE LA BOUCHE CONSTATÉ AU MOMENT DES INSPECTIONS GÉNÉRALES ET SEMESTRIELLES	NOMBRE ET NATURE des opérations pratiquées et soins donnés pendant l'année scolaire 1889-90 Visites mensuelles	OBSERVATIONS
THÉVOT	BLANCHE	Une dent à extraire.	Une extraction faite.	
THÉVOT	MADELEINE	Une dent à extraire.	Une extraction faite.	
THOMAS	MARIE			
TOURNIER	SUZANNE	Rien.		
TOUSSAINT	CÉCILE	Rien.		
TOUTAIN	AURÉLIE	Rien.		
ZENNER	LOUISE	Rien.		
ZENNER	ALICE	Rien.		

RÉCAPITULATION

Année scolaire 1888-89

Garçons inscrits depuis la rentrée des classes . 115   203 élèves dans les 2 écoles
Filles inscrites depuis la rentrée des classes. . 88

Nombre des garçons devant recevoir des soins. 49   86 élèves dans les 2 écoles
Nombre des filles devant recevoir des soins. . 37

Garçons opérés pendant l'année 1888-89. . . 49   85 élèves opérés dans les
Filles opérées pendant l'année 1888-89 . . . 36   les 2 écoles

Nombre des opérations pratiquées :
Pour les garçons. 61   102 opérations pratiquées
Pour les filles. 41   dans les 2 écoles

RÉCAPITULATION

Année scolaire 1889-90

——

Garçons inscrits depuis la rentrée des classes . 111 } 190 élèves dans les 2 écoles
Filles inscrites depuis la rentrée des classes. . 79

Nombre des garçons devant recevoir des soins. 48 } 80 élèves dans les 2 écoles
Nombre des filles devant recevoir des soins. . 32

Garçons opérés pendant l'année 1889-90. . . 48 } 79 élèves opérés dans les 2 écoles
Filles opérées pendant l'année 1889-90 . . . 31

. Nombre des opérations pratiquées :
Pour les garçons. . . . . 67 } 105 opérations pratiquées dans les 2 écoles
Pour les filles. 38

PONTOISE. — IMPRIMERIE AMÉDÉE PARIS
LUCIEN PARIS, successeur.